CLINIQUE

OPHTHALMOLOGIQUE

DU

Dr GAURAN, A ROUEN

RELEVÉ STATISTIQUE

DES

AFFECTIONS OCULAIRES OBSERVÉES ET DES OPÉRATIONS
PRATIQUÉES A LA CLINIQUE PENDANT L'ANNÉE 1875.

ROUEN

IMPRIMERIE LÉON DESHAYS

Rue Saint-Nicolas, 28 et 30.

1876

CLINIQUE

OPHTHALMOLOGIQUE

DU

Dr GAURAN, A ROUEN.

CLINIQUE

OPHTHALMOLOGIQUE

DU

Dʳ GAURAN, A ROUEN.

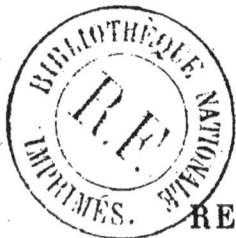

———

RELEVÉ STATISTIQUE

DES

AFFECTIONS OCULAIRES OBSERVÉES ET DES OPÉRATIONS
PRATIQUÉES A LA CLINIQUE PENDANT L'ANNÉE 1875.

———❧❦❧———

ROUEN
IMPRIMERIE LÉON DESHAYS
Rue Saint-Nicolas, 28 et 30.
—
1876

CLINIQUE OPHTHALMOLOGIQUE

DU

Dr GAURAN, a Rouen.

I. *Conjonctive**.

<table>
<tr><td>Hypérémie de la conjonctive. . . . .</td><td>11</td></tr>
<tr><td>Conjonctivite catarrhale aiguë.. . . . .</td><td>261</td></tr>
<tr><td>— — chronique. . . . . . .</td><td>34</td></tr>
<tr><td>— phlycténulaire . . . .</td><td>157</td></tr>
<tr><td>— purulente des nouveau-nés . . .</td><td>10</td></tr>
<tr><td>— — des adultes. . . . . . .</td><td>3</td></tr>
<tr><td>— diphtéritique. . . . .</td><td>1</td></tr>
<tr><td>— granuleuse aiguë. . . . .</td><td>13</td></tr>
<tr><td>— — chronique. . . . . . .</td><td>185</td></tr>
<tr><td>— — avec pannus. . . . . .</td><td>45</td></tr>
<tr><td>Apoplexie sous-conjonctivale. . . . .</td><td>1</td></tr>
<tr><td>Abcès sous-conjonctival (de la caroncule). . . .</td><td>1</td></tr>
<tr><td>Brûlures de la conjonctive. . . . .</td><td>8</td></tr>
<tr><td>Corps étrangers. . . . .</td><td>8</td></tr>
<tr><td align="right">*A reporter.* . . . . .</td><td>738</td></tr>
</table>

* Cette statistique ne porte que sur les malades du dispensaire et non sur ceux de la clientèle privée.

Report	738
Ptérygion	6
Pinguecula	4
Polypes	1
Dermoïde	2
Epithélioma	1
	752

II. *Cornée.*

Kératite phlycténulaire	73
— vasculaire superficielle	15
— parenchymateuse	15
— ulcéreuse profonde	44
— avec hypopion	11
— abcès de la cornée	46
— neuro-paralytique	2
— facettes	24
Fistule de la cornée	1
Taies de la cornée	62
Leucômes adhérents { partiel	15
{ total	6
— non adhérents	2
Staphylôme de la cornée partiel	11
— — total	6
Kératoglobe	2
Kératocèle	1
Plaies, contusions, ruptures, brûlures	20
Corps étrangers	64
Argyrose	2
Epanchement de sang chamb. ant.	4
	426

III. *Sclérotique.*

                                               $\overline{7}$

IV. *Membrane vasculaire.*
A. *Iris.*

                                              $\overline{73}$

B. *Corps ciliaire et choroïde.*

                                              $\overline{106}$

V. *Rétine et nerf optique.*

VI. *Cristallin.*

VII. *Corps vitré.*

VIII. *Bulbe.*

IX. *Muscles et nerfs.*

X. *Voies lacrymales.*

XI. *Paupières.*

XII. *Anomalies de la réfraction.*

XIII. *Lésions de l'accommodation.*

OPÉRATIONS

PRATIQUÉES A LA CLINIQUE, PENDANT L'ANNÉE 1875.

Cataractes 88
Iridectomies 73
Iridotomies. 5
Paracentères de la chambre antérieure 8
Opérations de Sæmisch 4
Opérations du staphylôme 2
Tatouage de la cornée. 1
Péritomie. 1
Dermoïde de la conjonctive 1
Strabotomies. 16
Enucléations 6
Ptérygions 6
Polype de la conjonctive. 1
Cantoplastie 1
Tarsoraphie 9
Opérations d'entropion 10
　　　　— 　d'ectropion 5
Greffe épidermique. 1
Chalazions 10
Kystes sébacés des paupières 2
Kystes dermoïdes. 3
Epithélioma 1
Destruction du bulbe (trichiasis) 6
　　　　　　　　　　　　　　　　　　　　　 ──────
　. 260

Cataractes. — Les 88 opérations de cataracte se décomposent en :

Cataractes spontanées 81
—   traumatiques . . .   4
—   adhérentes.   1
—   compliquées. . . .   2

Cataractes spontanées (1). — Les 81 opérations ont été faites sur 50 sujets, 25 hommes et 25 femmes.

31 fois les deux yeux ont été opérés simultanément. — 20 fois isolément.

Age des patients : 1 de 31 ans.

4	45 à 50	inclusivement.
8	50	55
6	55	60
9	60	65
11	65	70
9	70	75
1	75	80
1	84 ans.	
50		

FEMMES.	AGES.		HOMMES.	AGES.	
2	de 45 à 50		1	de 31 ans.	
4	50	55	2	45 à 50	
2	55	60	5	50	55
4	60	65	4	55	60
8	65	70	5	60	65
3	70	75	4	65	70
1	75	80	4	70	75
1	84 ans.		**25**		
25					

(1) Nous n'introduisons dans cette catégorie que les cataractes dans lesquelles la moindre complication ne pouvait être soupçonnée.

9 yeux avec	$S = 1$	
23 —	$S = \frac{2}{3}$	Lisaient tous couramment le n° 1 1/2 de Snellen, sauf un qui ne connaissait que ses lettres.
20 —	$S = \frac{1}{2}$	
17 —	$S = \frac{2}{5}$	Deux ne savaient pas lire, neuf lisaient le n° 1 1/2, les autres le n° 2.
6 —	$S = \frac{2}{7}$	Deux ne savaient pas lire, trois lisaient couramment le n° 3, l'autre le n° 3 1/2.
2 —	$S = \frac{1}{10}$	Tous deux lisaient le n° 5 1/2.
1 —	S	Compte difficilement les doigts à 4 pouces de distance.
3 —	$S = 0$	

Circonstances de l'opération. — Le chloroforme que nous n'employons jamais à la clinique pour les opérations sur le globe, sauf chez les enfants, n'a jamais été administré dans ces 81 opérations de cataracte. L'atropinisation préalable que nous rejetons aussi n'a eu lieu que 4 fois, l'opération ayant suivi presque immédiatement l'examen fonctionnel. Le procédé opératoire, l'extraction à très-petit lambeau supérieur avec iridectomie (Wecker). La plaie a été faite 71 fois avec le couteau de de Græfe, 10 fois avec le couteau creux de Jaeger **.

* Dans l'évaluation des résultats que nous ferons plus bas, nous compterons une des acuités $= \frac{1}{10}$ comme un succès. En effet, la restauration visuelle incomplète reconnaissait ici pour cause des taies diffuses datant de l'enfance et non des troubles secondaires.

** Extraction de la cataracte *par section creuse,* par Ed. de Jaeger ; *Annales d'oculistique,* t. LXXI, 1874.

La plupart des opérateurs ayant substitué, du moins chez nous, à la section de de Græfe un très-petit lambeau, nous pensons que l'emploi du couteau de Jaeger réalise un progrès très-important pour la bonne confection de ce lambeau. Depuis que nous avons pu compléter notre arsenal, nous exécutons toutes nos opérations de cataracte par la méthode de Jaeger. Nous sommes de plus en plus encouragé à continuer, et le compte rendu de l'année 1876 contiendra *in extenso* nos observations au sujet de cette opération.

Deux fois dans le cours de l'opération, dont la difficulté était d'ailleurs augmentée par l'indocilité des patients, la pointe du couteau penétrant brusquement dans la chambre s'engagea dans le tissu de l'iris. La première fois nous dégageâmes la pointe en la retirant légèrement en arrière ; mais l'issue d'une assez grande quantité d'humeur aqueuse ayant suivi cette manœuvre, la section fut très-difficile à exécuter et la plaie obtenue trop étroite. Dans le second cas, sans retirer la pointe, nous la fîmes saillir dans la chambre et nous coupâmes, en continuant la section, toute la portion de l'iris qui se trouvait devant le tranchant. L'iris fut avec soin excisé aux angles de la plaie, et la pupille obtenue très-régulière, en même temps que nous avions donné à la plaie l'étendue désirée.

Deux fois seulement le corps vitré a fait issue dans le cours de ces 81 opérations, et les deux fois avant l'accouchement de la lentille. Dans un cas, le prolapsus a été déterminé par la luxation du cristallin pendant la kystitomie. Dans l'autre, le lambeau conjonctive étant très-long et rabattu sur la plaie (elle-même très-périphérique) par les frottements légers destinés à replacer les sphincters, l'introduction du kystitome fut rendue très-difficile et la zonule probablement rompue par cette manœuvre, car le corps vitré se présenta le long de la tige de l'instrument avant même que la pointe de celui-ci fut parvenue au niveau du bord inférieur de la pupille.

Enfin dans deux cas, accouchement laborieux de la lentille suivi d'accidents dont il sera question plus bas.

2

Circonstances qui ont suivi l'opération.—Dans 74 cas, les suites de l'opération furent très-normales et les plaies, quoique plus cornéennes que scléroticales, nous ont paru guérir avec la même facilité. En réalité, la rapidité avec laquelle s'opère la guérison est directement en rapport avec la netteté du champ pupillaire. Dans le cas où la pupille est complètement débarrassée de tous les produits de la cataracte, les phénomènes d'irritation, dont la mesure nous est donné par l'intensité de l'injection, vont en diminuant à partir du troisième jour de l'opération. Lorsqu'au contraire le champ pupillaire n'est pas parfaitement net, la rougeur persiste; elle est en rapport avec la quantité de débris laissés dans l'œil, et cet état simplement hyperémique peut, s'il dure longtemps, aller jusqu'à l'inflammation à une époque ou l'on peut se croire à l'abri de tout accident fâcheux.

Deux fois nous avons vu les patients, plusieurs jours après leur sortie (plus de 20 jours après l'opération), atteints d'iritis qui ne reconnaissaient pas d'autres causes. Chez l'un l'inflammation fut légère, et après la résorption des masses S était $= à \, ^2/_3$. Chez l'autre le processus se termina par une cataracte secondaire, opérée trois mois après par iridotomie avec le succès le plus complet. Il possède une acuité $=$ aussi à $^2/_3$.

Une seule fois, la cicatrisation de la plaie fut entravée par des phénomènes insolites. L'opération, d'ailleurs, avait été très-normale, mais la plaie était à peu près à un demi-millimètre au-dessous du limbe cornéen. Au septième jour, l'œil, qui ne présentait plus aucune trace d'injection, même aux environs de la plaie, se mit à rougir de nouveau, mais sans qu'aucune douleur apparût et sans que la sécrétion se trouvât augmentée. En même temps la plaie s'infiltra d'une matière jaunâtre et une striation grisâtre couvrit à peu près les deux tiers supérieurs de la cornée à partir de cette plaie. Deux jours après on put enlever avec la pince un petit lambeau de cette matière jaunâtre, qui se détachait en partie de la plaie; au-dessous, celle-ci bien coaptée, présentait sa teinte opalescente normale. Le trouble diffus disparut peu à peu ainsi que la rougeur; la cornée reprit sa transparence normale, et la guérison s'opéra sans que ce léger processus fut à aucun moment accompagné de la moindre douleur ni d'aucune sécrétion douteuse. Nous sommes parfaitement certain qu'il ne restait aucun débris de capsule ni de masses entre les lèvres de la plaie; il s'agissait sans doute, dans ce cas, d'une cicatrisation par deuxième intention, de la partie supérieure du canal de la plaie, par suite de la contusion occasionnée par le passage de la lentille. Nous avons, en effet, noté comme circonstance particulière de l'opération l'accouchement laborieux du cristallin à travers une plaie un peu étroite.

Chez deux de nos malades il se développa, du septième au huitième jour de l'opération, une irido-choroïdite à marche lente mais progressive, qui se termina chez toutes les deux par une occlusion pupillaire complète. Chez l'une d'elles, le processus moins violent n'a déterminé dans la structure de l'iris que des changements peu importants. L'intégrité de la perception lumineuse tant directe qu'indirecte, rend à

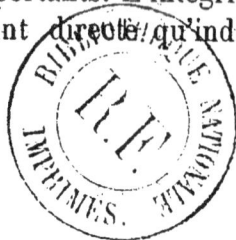

peu près certaine la restauration de la vision par une seconde opération (iridotomie). Chez l'autre, les accidents ne sont pas encore calmés en ce moment (six mois après l'opération). Chez toutes les deux, l'autre œil opéré en même temps présente une excellente acuité.

Dans ces deux cas, par suite de circonstances sur lesquelles nous ne pouvons nous étendre, l'accouchement de la lentille avait été très-laborieux, surtout chez l'une des patientes. *L'intensité et la durée de l'inflammation consécutive a été directement en rapport avec le traumatisme;* et dans la forme la plus grave, l'affection a débuté plus longtemps après l'opération, d'une façon plus insidieuse, et a suivi une marche constamment progressive.

Nous avons mentionné plus haut, comme accidents dans le cours de l'opération, deux fois l'issue du corps vitré. Dans ces deux cas, bien qu'il ne restât que peu de débris dans le champ pupillaire et que le prolapsus eût été relativement minime, les suites ont été des plus funestes. Les deux yeux se sont perdus de la même façon. Le point de départ des accidents a été le corps vitré qui s'est transformé, à partir du deuxième jour de l'opération, en une masse jaunâtre, accusant de plus en plus les caractères de la suppuration. Ce trouble, situé d'abord très-profondément, ainsi qu'on pouvait le constater par l'éclairage oblique, a gagné lentement les parties les plus voisines de l'ouverture pupillaire; pendant ce temps les douleurs ont été très-modérées et les parties antérieures, la plaie, la cornée et l'iris, ne paraissaient le siége d'aucune inflammation. L'humeur aqueuse notamment conservait toute sa transparence. Les patients ont quitté la clinique en cet état le quinzième jour de l'opération et nous sont revenus quelques mois après. Chacun présentait une phthisie du bulbe assez avancée; depuis, l'un d'eux a subi avec succès complet l'opération sur l'autre œil. Chez le second, l'œil non opéré ne présente encore que quelques opacités rayonnées.

En évaluant à tant pour cent les résultats obtenus, on trouve :

Succès immédiats. . . . . . 92,60 %.
Demi-succès (S = $^1/_{10}$). . . . 1,23 %.
Nécessité d'une opération . . 1,23 %.

Secondaire :

Insuccès . . . . 4,93 %.

En admettant, comme il est très-probable, que un de nos insuccès puisse être transformé en un demi-succès ou peut-être en un succès par une opération secondaire, les 81 opérations de cataracte n'auront donné lieu à la perte de l'œil que dans trois cas, soit le chiffre minime de 3,70 %. de pertes.

4 Cataractes traumatiques. Chez un jeune homme de 15 ans, la méthode employée fut, pour des raisons particulières, l'extraction linéaire avec iridectomie. Résultat visuel, S = $^2/_3$.

Dans les trois autres cas il s'agissait d'extraire,

quelques heures après l'accident, le cristallin forte-
ment gonflé, avec des masses cataractées dans la
chambre antérieure. Les suites furent normales; les
patients ne sont pas revenus faire constater le résultat
visuel.

1 Cataracte adhérente, suite d'irido-choroïdite très-
ancienne; deux iridectomies préalables en haut et en
bas, de manière à transformer la pupille en une large
fente. Extraction du cristallin. La patiente recouvre
une vue suffisante pour se conduire. L'autre œil était
depuis longtemps perdu par suite du même processus.

1 Cataracte compliquée de strabisme divergent optique, issue d'une grande quantité de corps vitré.
Malgré la présence de quelques restes cataractés les
suites ont été très-normales. La malade compte les
doigts à 12 pieds, dans le champ visuel interne; ne sait
pas lire.

Iridectomies.

L'iridectomie a été pratiquée 73 fois :

Iridectomies optiques.	28 fois.
— antiphlogistiques .	45 fois.

A. Les iridectomies optiques ont été faites :
Pour des opacités de la cornée,

Sans adhérences de l'iris	20 fois.
Avec adhérences de l'iris	5
Pour cataracte pyramidale . . .	2
Pour cataracte zonulaire	1

Dans les cas d'opacités simples de la cornée, le résultat visuel obtenu a été en raison de l'emplacement de la nouvelle pupille, de l'étendue et de la constitution du trouble. A conditions égales d'emplacement favorable, on ne devra s'attendre à un résultat assez satisfaisant que lorsque la partie restée transparente comprendra au moins un tiers du rayon de la cornée. Il en sera de même pour les opacités cristalliniennes, telles que les cataractes zonulaires, qui ne sont justiciables de l'iridectomie qu'à cette condition.

Dans les cas d'opacités avec adhérences de l'iris, l'iridectomie, quoique entreprise dans un but optique, doit parer à une éventualité plus éloignée. On sait, en effet, combien sont fréquents les glaucomes secondaires à la suite des leucômes adhérents et leur développement insidieux dans ce cas. En réalité, il faut ici sacrifier l'effet optique à l'effet antiphlogistique et pratiquer une iridectomie large et periphérique, malgré qu'aucun symptôme n'annonce encore l'exagération de la pression intra-oculaire. A ce titre, bien qu'entreprise au moment dans un but optique, l'iridectomie mériterait plutôt de rentrer dans le groupe des iridectomies antiphlogistiques.

B. Les iridectomies antiphlogistiques ont été faites dans :

L'irido-choroïdite . . . . 22 fois.
Iritis à rechutes 4
Glaucomes inflammatoires chroniques. 2
Glaucomes simples 4
Glaucomes secondaires 3

Glaucomes hémorrhagiques . . . . .   2 fois.

Staphylômes partiels de la cornée . .   3

Cataractes traumatiques   3

Plaies de la cornée avec enclavement

  de l'iris   2

Total. . . . 45 fois.

Dans le groupe nombreux des irido-choroïdites, l'action de l'iridectomie n'a pas été la même chez tous les malades que nous avons pu suivre longtemps. Dans les formes qui débutent par l'iris, dans lesquelles la choroïde ne se prend que consécutivement, l'effet curatif a été aussi satisfaisant que possible, tant au point de vue de la cessation des accidents qu'à celui d'une restitution visuelle plus ou moins considérable. Dans les formes ou prédominent les troubles du corps vitré et dans lesquelles l'iris est encore relativement peu intéressé, l'action curative a été moins nette. Bien que dans la grande généralité des cas la marche progressive de l'affection ait été arrêtée, les troubles du corps vitré n'ont pas paru en être, jusqu'à présent du moins, bien impressionnés, partant la restitution de la vue, qui est restée à peu de choses près ce qu'elle était au moment de l'opération. En supposant, ainsi qu'on est en droit de le faire, que l'effet de l'iridectomie n'ait pas dit son dernier mot (quelques mois après l'opération) en ce moment, il n'en restera pas moins acquis qu'elle est plus efficace dans la première forme que dans la seconde.

Dans tous les états, désignés sous le nom de glaucomes secondaires, qui s'accompagnent d'une hypersécrétion des liquides de l'œil, avec diminution de la vision centrale et périphérique, l'iridectomie trouve sa plus belle et sa plus large application. Sur nos trois cas, deux fois le glaucome était consécutif a une synéchie postérieure totale, une fois à un leucôme adhérent. L'examen ophthalmoscopique, dès qu'il fut praticable, dévoila dans ces trois cas une excavation glaucomateuse caractéristique, qui consécutivement à l'iridectomie diminua peu à peu de profondeur, en même temps que la vision centrale se rétablissait et que le champ visuel reprenait ses dimensions normales. Chez un de nos patients qui pouvait à peine compter les doigts à trois pieds de distance, la vision est revenue à un tel point qu'il écrit et lit couramment le n° 2 de Snellen (14 mois après l'opération).

Dans les quatre cas de glaucome simple, la vision centrale et le champ visuel sont en ce moment ce qu'ils étaient au moment de l'opération (11 et 13 mois après), sauf pour un des yeux, où il y aurait peut-être un peu de diminution du champ visuel. Mais dans ce cas, au moment de l'opération, le champ de vision ne comptait pas plus de 15° dans sa plus large étendue autour du point de fixation.

Dans les glaucomes inflammatoires aigus ou chroniques, dans les staphylômes partiels de la cornée, l'iridectomie a donné les résultats qu'on doit en attendre. Dans deux cas de glaucome hémorrhagique, elle a suffi jusqu'à présent à suspendre les accès douloureux.

Une seule fois, dans ces 73 opérations d'iridectomie, nous avons eu à déplorer une complication qui a entraîné la perte de l'œil. Il s'agissait d'un patient opéré des deux yeux pour deux irido-choroïdites très-anciennes, avec cataractes adhérentes. Il était en outre affligé d'un double ectropion sénile complet. Résistant à nos instances, il ne voulut jamais se soumettre de ce chef à un traitement préalable (sutures de Snellen). Malgré l'abondante sécrétion muco-purulente produite par ses conjonctives enflammées, les suites furent très-normales, tant que le malade resta soumis aux soins rigoureux qu'on lui imposait à la clinique. Au cinquième jour, il voulut absolument partir et rentrer chez lui. Deux jours après une panophthalmie se déclara, qui eut ses conséquences ordinaires.

On peut donc considérer l'opération de l'iridectomie comme à peu près exempte de dangers, surtout quand on la pratique au moment opportun. C'est là un point important, principalement dans les affections inflammatoires, à propos duquel nous ne pouvons entrer ici dans de plus longs détails.

Mais nous ne pouvons nous empêcher de manifester nos regrets de voir tant de patients, souvent mal conseillés, fuir cette opération à une période ou on peut affirmer son succès, pour nous revenir plus tard dans des conditions déplorables, presque complètement amaurotiques. Ces réflexions s'appliquent surtout aux malades atteints de glaucome chronique simple, affection dans laquelle la vision s'éteint peu à peu, sans douleurs, sans changements apparents dans l'état des membranes; circonstance bien faite d'ailleurs pour encourager à une expectation fatale les patients si naturellement inclinés a se soustraire à toute opération. En ce qui nous concerne, sur 18 cas de glaucome simple dûment constatés, l'iridectomie n'a pu être faite que quatre fois.

Iridotomies.

, L'iridotomie a été pratiquée 5 fois :

2 fois pour des cataractes secondaires consécutives à l'extraction à lambeau.

2 fois après l'extraction de cataractes adhérentes.

1 fois après l'extraction linéaire.

Les résultats ont été des plus satisfaisants, eu égard aux troubles plus ou moins profonds auxquels il s'agissait de remédier.

La seule difficulté que présente cette belle opération réside dans le second temps. De l'introduction facile de la branche inférieure de la pince-ciseau derrière la cataracte secondaire dépend le succès. Si la plaie faite à la cataracte secondaire est trop étroite, si elle est située trop vis-à-vis la plaie cornéenne, il pourra arriver que la branche inférieure repousse la fausse membrane, et que la section n'intéresse alors que le sphincter pupillaire, qui dans ce cas ne présentera qu'une simple fente linéaire sans tendance à l'écartement. Il est nécessaire de se conformer rigoureusement au manuel décrit par de Wecker dans le compte rendu de sa clinique pour l'année 1873.

Toutes les fois qu'il s'agit d'éloigner du champ pupillaire des brides ou débris capsulaires plus ou moins défavorablement placés pour la vision, nous avons substitué à la dilacération par l'aiguille la section des produits secondaires à l'aide de la pince-ciseau. L'opération avec l'aiguille fournit dans ces cas de très-maigres résultats; on ne fait le plus souvent que déplacer les résidus capsulaires, quelquefois d'une façon même peu heureuse. En second lieu, si, comme il est fréquemment le cas, les brides tiennent par quelque point au pourtour pupillaire, il s'ensuit des tiraillements de l'iris, qui déterminent parfois des inflammations assez sérieuses et font en somme de cette opération si simple une opération dangereuse.

Nous considérons au contraire l'opération avec la pince-ciseau comme absolument inoffensive, et d'autre part, par la simple section des résidus capsulaires, on obtient d'une manière presque irréprochable le résultat visuel que l'on voulait atteindre.

Strabismes.

3 reculements du droit externe.

13 reculements du droit interne.

La correction a été répartie, 3 fois sur les deux droits internes de chaque côté, 10 fois sur le seul muscle de l'œil dévié.

Enucléations

2 cas de tumeurs intra-oculaires ont nécessité l'énucléation.

Dans un cas, il s'agissait d'une tumeur de la choroïde que l'examen histologique a démontré être un sarcome à petites cellules, sans pigment (*vieillard de 70 ans*). Pas de récidive (*14 mois après l'opération*).

Au moment où l'énucléation fut faite, l'œil avait déjà subi deux attaques de glaucome, à un intervalle d'un mois.

La deuxième tumeur était un gliome de la rétine à la période de généralisation. Les accès glaucomateux subintrants, la sclérotique amincie autour de la cornée, annonçait des perforations imminentes ; de fait, la simple application de la pince pour saisir la conjonctive détermina une rupture de la sclérotique. Trois mois après, le médecin habituel de l'enfant nous écrit, que l'autre œil présente les mêmes phénomènes que le premier, et que le petit malade est au dernier degré du marasme.

Les quatre autres énucléations ont été faites sur des yeux phthisiques douloureux.

Staphylômes.

1 staphylôme total.

1 staphylôme partiel.

Ce dernier fut opéré, avec un excellent résultat, par la méthode de Borelli. L'iridectomie pratiquée au début n'avait nullement arrêté le développement de l'ectasie, qui occupait à peu près le quart inférieur de la cornée.

Enfin nous terminerons ce compte rendu des principales opérations en signalant les excellents résultats que nous a procurés la méthode de Desmarres, dans l'opération de ptérygion.

2 cas opérés par la méthode de Pagenstecher (renversement) ; deux récidives.

3 cas par la méthode de Desmarres (déviation) ; pas de récidive (10 mois après l'opération).

1 cas par la méthode de Szokalski (sutures) ; pas de récidive, seulement le sommet du ptérygion reste sur la cornée sous la forme d'un petit bouton qui ne s'atrophie pas et qui nécessite une seconde petite opération.

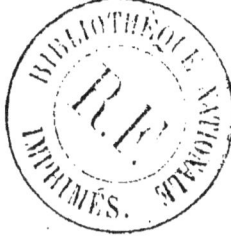

FIN.

Rouen. — Imp. Léon DESHAYS, rue Saint-Nicolas, 80.

www.ingramcontent.com/pod-product-compliance
Lightning Source LLC
Chambersburg PA
CBHW060540200326
41520CB00017B/5306